CON GRIN SU CONOCIMIENTOS VALEN MAS

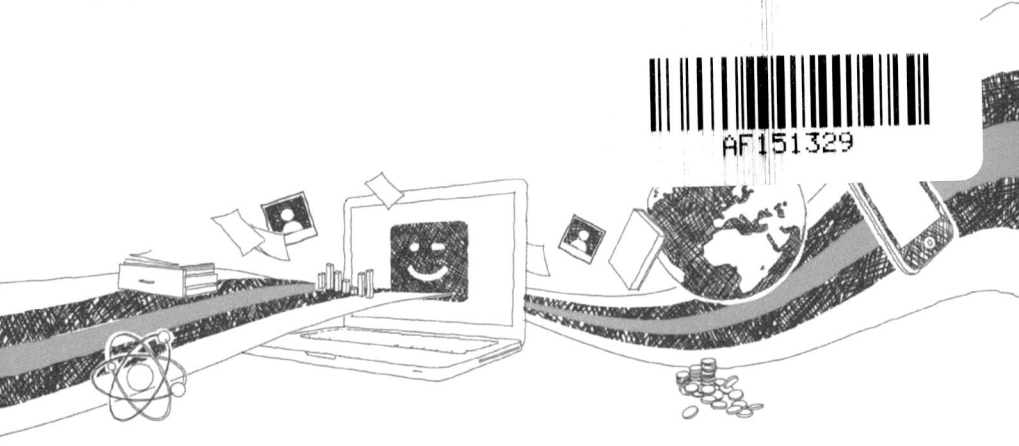
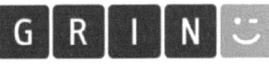

Bibliographic information published by the German National Library:

The German National Library lists this publication in the National Bibliography; detailed bibliographic data are available on the Internet at http://dnb.dnb.de .

Imprint:

Copyright © 2015 GRIN Verlag, Open Publishing GmbH
Print and binding: Books on Demand GmbH, Norderstedt Germany
ISBN: 978-3-668-13110-1

This book at GRIN:

http://www.grin.com/es/e-book/313917/estudio-de-la-farmacoterapia-en-pacientes-con-epilepsia-del-hospital-pediatrico

Naiví Flores Balmaseda et al.

Estudio de la farmacoterapia en pacientes con epilepsia del Hospital Pediátrico Universitario "José Luis Miranda"

GRIN Publishing

GRIN - Your knowledge has value

Since its foundation in 1998, GRIN has specialized in publishing academic texts by students, college teachers and other academics as e-book and printed book. The website www.grin.com is an ideal platform for presenting term papers, final papers, scientific essays, dissertations and specialist books.

Visit us on the internet:

http://www.grin.com/

http://www.facebook.com/grincom

http://www.twitter.com/grin_com

Estudio de la farmacoterapia en pacientes con epilepsia del Hospital Pediátrico Universitario "José Luis Miranda".

Águila Jiménez, Adys[1]*; Hernández Oliver, Maria Ofelia[2]*; Cathrina Servina, Dyena[3]**; Flores Balmaseda, Naiví[3]**; Hernández Oria, Marielys[4]*; Sanchez Fleites, Katia[5]*.

1. Lic. Ciencias Farmacéuticas. MSc. Farmacia Clínica ;2. Dra. Espec I Grado en Neurología;3. Lic.Ciencias Farmacéuticas;4. Lic.Ciencias Farmacéuticas. MSc. Investigación y desarrollo de medicamentos; 5. Lic. Ciencias Farmacéuticas. MSc. Farmacia Clínica.

*Hospital Pediátrico Universitario "José Luís Miranda".Avenida 26 de Julio y 1ra, Reparto: Escambray, Santa Clara. Teléfono: 270799.

**Facultad de Química-Farmacia Licenciatura en Ciencias farmacéuticas. UCLV "Marta Abreu de las Villas"

Palabras Claves:
Epilepsia, farmacoterapia, interacciones medicamentosas, reacciones adversas.

Resumen:

La epilepsia es una enfermedad crónica del sistema nervioso que se produce por la descarga eléctrica anormal de células de una zona del cerebro o de toda la corteza cerebral, existiendo gran variedad de crisis epilépticas: parcial (focal), generalizada e indeterminadas (no clasificada). La epilepsia es un trastorno neurológico común en la niñez. Convulsiones y epilepsia afectan más a neonatos y niños que a cualquier otro grupo etario, los cuales no están exentos de problemas relacionados con la medicación. Se realizó un estudio descriptivo ambispectivo en el hospital Pediátrico Docente "José Luis Miranda" de Villa Clara para evaluar la farmacoterapia de los pacientes que asistieron a la consulta de una Especialista en Neurología del hospital en el período de enero de 2013 hasta diciembre de 2014, describiéndose el comportamiento socio-demográfico de 220 pacientes epilépticos cuyos datos de historia clínica estaban comprendidos en una base de datos. Se detectaron interacciones medicamentosas entre algunos antiepilépticos utilizados en la politerapia; dentro de las reacciones adversas reportadas, las más comunes fueron el rash, hipersensibilidad e irritabilidad. La trombocitopenia y el Síndrome de Steven Johnson fueron las más graves ocurriendo el fallecimiento de dos pacientes. Se describieron dos pacientes con cada una de estas reacciones adversas. Los resultados negativos asociados a la medicación detectados fueron clasificados como Inefectividad Cuantitativa, Inseguridad cuantitativa e Inseguridad no Cuantitativa. Las dosis de los antiepilépticos se encontraron dentro del rango terapéutico. La farmacoterapia fue adecuada a pesar de que en algunos casos se detectaron resultados negativos relacionados con la medicación.

Introducción

Una persona es epiléptica cuando sufre varias crisis epilépticas espontáneas. Se manifiesta por episodios bruscos y de breve duración (generalmente no más de dos minutos) de síntomas motores, sensitivos, sensoriales o psíquicos, denominados crisis epilépticas. Existe gran variedad de crisis epilépticas. Lo que determina la gravedad o no de la epilepsia es la enfermedad que existe de base, su causa.(3,4,5,6,7)

La epilepsia es dos veces más común en niños que en adultos (700 por cada 100 000 niños menores de 16 años comparados con 330 por 100 000 adultos). La incidencia de epilepsia en países desarrollados es entre 17 y 23 /100 000 con una incidencia más alta en los jóvenes. Hay un riesgo incrementado en niños con padres que tienen epilepsia.(6)

El tratamiento es sintomático, puesto que si bien los fármacos disponibles inhiben o disminuyen la aparición de las crisis, no se dispone de métodos curativos. El objetivo principal del tratamiento es mantener al paciente libre de crisis, sin interferir con su actividad normal (mínimo de reacciones adversas) y con el menor número de fármacos posibles (preferiblemente mono terapia).(3)

El tratamiento se basará en primera instancia en el tratamiento farmacológico para prevenir la aparición de las crisis epilépticas. El tratamiento de primera línea es la utilización de un medicamento al inicio por sí solo. Si no se controla la crisis, se utiliza lo que se llama el tratamiento de primera línea alternativa, también empleando un solo medicamento, aunque a veces se requiera una combinación. Un tratamiento adyuvante se utiliza donde se combina un antiepiléptico con el tratamiento de primera línea (el denominado politerapia) en el caso de que no se controle la epilepsia o se presente alguna reacción adversa al medicamento (RAM) en el paciente.

Como con todos los medicamentos, los antiepilépticos también pueden presentar reacciones adversas en los pacientes. Las reacciones adversas más comunes reportadas son: rash, hiperactividad, irritabilidad, sedación, alteraciones gastro-intestinal y en los casos más severos la trombocitopenia y el síndrome de Steven Johnson donde debe detenerse inmediatamente el tratamiento.(1,11,12,13)

El control del tratamiento es tanto clínico como paraclínico y los intervalos de los mismos dependerán de la severidad de la epilepsia y de las drogas empleadas. El control clínico incluye la frecuencia de crisis, el cumplimiento del tratamiento y presencia de efectos colaterales evidenciables tanto en interrogatorio como en examen físico. El control paraclínico incluye revisión del EEG, estudios imagenológicos, niveles plasmáticos de antiepilépticos y exámenes de laboratorio para descartar efectos colaterales a nivel bioquímico y hematológico.(2)

Debido a la incidencia de la epilepsia en infancia entre los pacientes pediátricos que asisten a la consulta de Neurología del Hospital Pediátrico Docente "José Luis Miranda" de Villa Clara de la provincia de Santa Clara y el uso de medicamentos antiepilépticos que no están exentos de provocar resultados no esperados en la medicación (14,15), se hace de gran importancia el trabajo del farmacéutico clínico

en la atención farmacéutica a este tipo de pacientes para lograr un resultado más eficaz de la farmacoterapia. Teniendo en cuenta todo lo antes expuesto se decidió realizar una investigación con el objetivo general de:
Evaluar la farmacoterapia de los pacientes epilépticos que asisten a una consulta de la especialidad de neurología del Hospital Pediátrico "José Luis Miranda".
Objetivos específicos:
1) Describir el comportamiento socio-demográfico de una muestra de pacientes epilépticos que asisten a la consulta de la Doctora María Ofelia Hernández Oliver de la especialidad de neurología durante un período de dos años (enero de 2013- diciembre de 2014).
2) Detectar los resultados clínicos negativos asociados a la medicación (RNM) en estos pacientes.
3) Describir las reacciones adversas severas provocadas por el tratamiento con antiepilépticos reportadas en este período.

Revisión sobre el tema

La epilepsia es un trastorno frecuente del SNC, esta caracterizado por la repetición de episodios súbitos y transitorios (crisis) de fenómenos anormales de origen motor (convulsiones), sensorial, autónomo o psíquico.(3)

Una crisis epiléptica es un evento en el que se desarrollan síntomas o signos transitorios debidos a una actividad neuronal cerebral excesiva, anormal e hipersincrónica que se propaga por el encéfalo a partir del foco.(4)

No se considera una enfermedad ni un síndrome, sino una categoría amplia de síntomas complejos, motivados por funciones cerebrales alteradas, secundarias a diversos procesos patológicos y con múltiples facetas individuales para cada paciente. (5)

A partir del siglo V a. n. e., la palabra «epilepsia» fue adquiriendo gradualmente su significado actual, aunque ha transitado por siglos de prejuicios, ignorancia, misticismo y charlatanería que hacen que su definición, origen y aceptación sigan siendo controversiales aun en el primer lustro del nuevo milenio.(5)

La organización mundial de la salud y la ILAE definen que: "la epilepsia es una entidad caracterizada por dos o más crisis epilépticas recurrentes, no provocadas por ninguna causa inmediata que queda identificarse". (6)

La definición de OMS data de 1989. En 1993 la liga internacional contra la epilepsia (ILAE) preciso otros conceptos con objetivo de lograr una mayor uniformidad de criterios de definición y clasificación de la epilepsia. Por ejemplo, postularon que: "un electroencefalograma anormal con alteraciones epileptiformes después de una única crisis podría sugerir su clasificación como epilepsia. (2)

Los tres principales tipos de crisis en pacientes con epilepsia incluyen parcial (focal), generalizada e indeterminadas (o no clasificada). (7)

3

Clasificación de las crisis epilépticas:
1) **Parciales:**
a) Simples
b) Complejas
c) Secundariamente generalizadas
2) **Generalizadas:**
a) Crisis de ausencias
b) Crisis mioclonicas
c) Crisis clónicas
d) Crisis tónicas
e) Crisis tónico-clonicas
f) Crisis atónicas
3) **No clasificadas.** (3)

Crisis parciales focales o localizadas
Síntoma explicable por disfunción de una región cerebral y electroencefalograma (EEG) con descarga localizada, que dura de segundos a pocos minutos.
A.- Simples (con preservación de la consciencia)
    1. Motoras

        a. Sin marcha: Contracciones tónicas o clónicas confinadas a un segmento corporal.

        b. Con marcha jacksonianas): Contracciones tónicas o clónicas que inician en un segmento corporal y se propagan hasta involucrar todo un hemicuerpo.

        c. Versivas: Desviación lateral de los ojos con versión de la cabeza y en ocasiones elevación de la extremidad del lado hacia donde voltea la cabeza.

        d. Posturales: Detención del movimiento.

        e. Fonatorias: Vocalización de sonidos.

    2. Sensitivas

        a. Somato sensoriales: Sensaciones de diversas modalidades tales como adormecimiento, frialdad, calor, dolor o pérdida de percepción de un segmento corporal, que pueden estar confinadas a ese segmento o propagarse hasta involucrar todo un hemicuerpo.

        b. Auditivas: Percepción de un sonido simple. P. eje. zumbido.

        c. Visuales: Percepción de un fenómeno visual simple, como luces, colores, manchas.

        d. Olfatorias (uncinadas): percepción de un olor desagradable.

        e. Gustativas: Percepción de un sabor generalmente desagradable.

        f. Vertiginosas: Percepción de que todo gira alrededor.

    3.-.Autonómicas

        Sensación epigástrica, nauseas, cambios de la presión arterial o de la frecuencia cardiaca, deseo inminente de orinar o defecar.

    4.- Psíquicas

        g. Disfásicas: Trastorno para la comprensión o expresión del lenguaje.

h. Dismnésicas: Sensación de lo ya visto (percibir como conocidos un lugar o situación nuevas) o lo nunca visto (percibir como extraño un sitio o situación familiar)

i. Cognitivas: Presentación forzada de una idea no relacionada a la acción o pensamiento desarrollados al momento del fenómeno.

j. Afectivas: Cambios paroxísticos del talante como sensación placentera, miedo, depresión, ira.

k. Ilusiones: Percepciones distorsionadas tales como percibir más brillante los colores o diferente la disposición de los objetos, percibir las cosas más pequeñas o más grandes o bien más cercanas o lejanas.

l. Alucinaciones estructuradas: Percepción de melodías, conversaciones o escenas complicadas.

B. Complejas:
Desconexión del medio con incapacidad para darse cuenta y guardar recuerdo de lo que sucede, en ocasiones precedida de una crisis parcial simple y frecuentemente acompañadas de la realización de movimientos involuntarios, sin propósito, pero a veces muy elaborados. (Estrujarse la ropa, desvestirse, apretar zapatos, caminar, correr, chuparse los labios, vocalizar sonidos o frases sin sentido) que se denominan automatismos, al terminar las crisis existe un periodo posictal de confusión transitoria antes de recuperar totalmente el estado total de alerta.

C. Crisis parciales secundariamente generalizadas.
Crisis generalizadas.
EEG con descargas generalizadas de distintas modalidades según el tipo especial de crisis.

1. Crisis de ausencia
a. Típica: Desconexión del medio por pocos segundos durante los cuales el paciente se ve con la mirada perdida. Puede presentarse la ausencia simple o acompañarse de fenómenos clónicos leves (parpadeo), automatismos (deglutir, chuparse los labios), fenómenos atónicos (caída de la cabeza), fenómenos tónicos (contracción de los músculos del tronco), fenómenos autonómicos (palidez, rubicundez, pilo – erección) No hay periodo posictal y el paciente recupera bruscamente el estado de alerta total. El EEG muestra descargas generalizadas de complejos punta onda lenta de 3 ciclos por segundo.

b. Atípicas: Desconexión del medio un poco más prolongada que la típica, frecuentemente acompañada de fenómenos tónicos y recuperación lenta hasta la alerta total. El EEG muestra complejos de punta o polipunta onda lenta de 2 – 2.5 ciclos por segundo.

2. Crisis mioclónica
Contracciones súbitas y muy breves de grupos musculares, a veces, de tal forma que pueden hacer caer al sujeto. El EEG con polipuntas generalizadas.

3. Crisis tónicas
Pérdida de la conciencia con contracciones tónicas generalizadas, duran menos de dos minutos y tienen un periodo posictal de confusión.

4. Crisis clónicas
Pérdida de la conciencia con contracciones clónicas rítmicas de las cuatro extremidades. Posictal con confusión.

5. Crisis tónico – clónicas
Pérdida de la conciencia a veces con emisión de un grito, seguidas de contracciones tónicas de las cuatro extremidades durante unos segundos y posteriormente contracciones clónicas generalizadas, acompañándose de cianosis, respiración estertorosa, salida de saliva y flemas por la boca, midriasis y emisión de orina. Duran de 2 a 3 minutos y tienen un periodo posictal de confusión, cefalea, sueño y dolor corporal generalizado.

6. Crisis atónicas
Pérdida momentánea de la conciencia con caída súbita, a veces solo caída de la cabeza.

Crisis no clasificadas
Se refieren a crisis en las que no se precisa si el inicio es parcial o generalizado e incluyen también a las crisis neonatales que pueden presentarse como periodos de apnea, movimientos de natación y pedaleo.

Otras definiciones:
1. Crisis atónicas: Son aquellas que se presentan sin periodicidad, ni horario especial.
2. Crisis relacionadas a estímulos no sensoriales: Son crisis provocadas por alteraciones metabólicas o deprivación de sustancias (alcohol) o fármacos.
3. Crisis cíclicas: Son las que se presentan coincidiendo con un periodo determinado del sueño o el ciclo menstrual.
4. Estado epiléptico: Es la sucesión de crisis epilépticas.
5. Estado parcial motor: Contracciones clónicas constantes de un segmento corporal que pueden durar horas, días o más.
6. Estado parcial complejo: Crisis parciales complejas constantes que se manifiestan como un estado confusional del individuo.
7. Estado epiléptico generalizado tónico – clónico: Presentación de crisis tónico – clónicas una tras otra en un periodo por lo menos de 30 minutos o bien crisis frecuentes de este tipo sin recuperación de la conciencia entre ellas.
8. Estado epiléptico de ausencias: Presentación continua de ausencias típicas, manifestada como estado confusional.

Bases fisiopatológicas de la epilepsia
La descarga paroxística de un foco epiléptico es consecuencia de un fracaso en el equilibrio entre mecanismos de carácter excitador e inhibidor. Aunque las bases fisiopatológicas de la epilepsia humana no son todavía conocidas y la mayor parte de los datos se han obtenido en modelos experimentales de crisis parciales, parece que en el inicio y la propagación de la descarga paroxística intervienen:
a) la capacidad de un grupo de neuronas para generar la descarga; *b)* la capacidad del sistema excitador glutamatérgico, en especial de los receptores para N-metil-D-aspartato (NMDA), para amplificar la señal, generándola y propagándola, y *c)* la capacidad del sistema inhibidor GABAérgico para regular la activación de los

receptores NMDA, impedir la génesis de la descarga y controlar su propagación intracerebral.(4)

Epidemiologia:
Entre 0.5 y 1% de la población mundial padece de epilepsia. Es más frecuente en menores de 20 años., disminuye en la adultez y vuelve a incrementarse por encima de los 70 años. Se habla de un predominio masculino.(3, 8) 85% de casos de epilepsia ocurre en los países en vía de desarrollo.(6) En Cuba la prevalencia se encuentra entre 6 y 8 por 1 000 habitantes.(9)

La epidemiologia en la infancia y la adolescencia:
La epilepsia es un trastorno frecuente en la edad infantil. La prevalencia de la epilepsia en la infancia varia de forma importante en cifras que oscilan entre 0,8 y 4,9 por 1000 habitantes, lo que está en función de los criterios diagnósticos, metodología utilizada y grupos de población estudiado.(6)

En la población menor de 15 años la incidencia está en 89 x 100 000 habitantes y entre el 18 % y 54 % comienzan en los primeros 10 años de vida. (5)

Estudios realizados por Hauser y Kurland en Rochester, Minnesota, encontraron una prevalencia de epilepsia en la infancia de 3,6 a 6,2 por 1000 habitantes, resultados similares a otras investigaciones efectuadas en países desarrollados del hemisferio occidental. (6)
En un meta análisis de 29 estudios efectuados se encontró una prevalencia para la edad infantil de 5,59 por 1000 habitantes. Un estudio llevado a cabo en un área rural de España refiere una prevalencia de 10,2 por 1000 habitantes en las edades infantiles.(6)

Es en la edad pediátrica, cuando la epilepsia cobra características que la particularizan, primero por los efectos sobre la calidad de vida del niño y la morbilidad psicosocial de la familia y en segundo lugar por el reto que representa para el personal de salud lograr un diagnóstico rápido, que permita tratar y eliminar las convulsiones antes de que estas deterioren de forma irreversible el desempeño neurológico de los pacientes.

En los niños, la epilepsia tiene un comienzo temprano cuando responde a causas orgánicas, como los trastornos en la formación del cerebro (disgenesias), errores congénitos del metabolismo, cromosomopatías, síndromes neurocutáneos o por lesiones hipóxicas del cerebro producidas antes, durante o después del parto.(5)

Tratamientos:
El tratamiento es sintomático, puesto que si bien los fármacos disponibles inhiben o disminuyen la aparición de las crisis, no se dispone de métodos curativos. El objetivo principal del tratamiento es mantener al paciente libre de crisis, sin interferir con su actividad normal (mínimo de reacciones adversas) y con el menor número de fármacos posibles (preferiblemente mono terapia).(3)

La selección de medicamento depende del tipo de epilepsia. La terapia de combinación con dos o más medicamentos puede ser necesaria. En este caso, la supervisión cuidadosa es necesaria porque las interacciones imprevisibles entre los medicamentos antiepilépticos son posibles. El retiro de los antiepilépticos deben ser graduales para evitar el riesgo de convulsiones precipitadas. No es exactamente conocido cómo los antiepilépticos funcionan, pero tres mecanismos parecen ser importante para los en el uso actual, mientras los más nuevos pueden funcionar por otras vías todavía no conocidas. (10)

Los tres principales mecanismos de acción de los MAE son:
1. Favorecer mecanismos inhibitorios: Agentes GABAérgicos, inhibición de la GABAtransaminasa, aumentar la recaptación de GABA en las sinapsis, y aumentar facilitación por GABA.
2. Bloquear mecanismos excitatorios: Actuando sobre receptores NMDA, y disminuyendo liberación de neurotransmisores excitatorios.
3. Estabilizar canales iónicos: Bloqueador de canal de calcio, y bloqueadores de canal de sodio.

El mecanismo inhibitorio está relacionado, principalmente, con el llamado sistema GABAérgico (ácido gamma amino butírico GABA), el cual actúa a nivel de receptor GABA, permitiendo la apertura del canal de cloro, lo que favorece la hiperpolarización de la neurona (inhibición). Mientras que el mecanismo excitatorio se bloquea con MAE que tengan un efecto sobre receptores relacionados al glutamato, particularmente el receptor NMDA (N- metil – D – aspartato). La estabilización de la membrana neuronal es modulada mediante el bloqueo de canales de sodio, (ejemplo: Fenitoína, carbamazepina, oxcarbazepina, lamotrigina) o la reducción de las corrientes de calcio, en canales de Ca ++ tipo T, de bajo umbral. (4, 11)

Los antiepilépticos pueden clasificarse en:
a) Antiepilépticos clásicos de primera generación: fenobarbital, fenitoína, etosuximida y primidona.
b) Antiepilépticos clásicos de segunda generación: carbamazepina, valproato y benzodiazepinas.
c) Nuevos antiepilépticos: felbamato, gabapentina, lamotrigina y vigabatrina.
d) Otros antiepilépticos: acetazolamida, ACTH y corticoides, estiripentol, eterobarbo, fosfenitoína, oxcarbazepina, tiagabina, topiramato, remacemida y zonisamida. (4)
anexo 1

Reacciones adversas:

Reacción adversa a medicamentos (RAM). Se define por la Organización Mundial de la Salud (OMS) como "todo efecto perjudicial y no deseado que se presenta después de la administración de un medicamento a las dosis normalmente utilizadas en el hombre para la profilaxis, diagnóstico o tratamiento de una enfermedad o con objeto de modificar una función biológica". De acuerdo a los datos de la OMS, las RAMs figuran entre las diez causas principales de defunciones en todo el mundo, sin distinción de grupo etario, sexo o raza, sobrepasando el costo de los medicamentos en relación a hospitalización y pérdida de productividad.(12)

Las RAMs son clasificadas en seis tipos: **relacionada con la dosis** (aumentada), **no relacionada con la dosis** (raras), **relacionada con la dosis y con el tiempo** (crónica), **relacionada con el tiempo** (demora), **retiro** (terminación del uso), y

fracaso de la terapia (fracaso). El manejo de esas es el retiro completo del tratamiento si es posible y tratamiento específico de sus efectos. Siempre se debe reportar reacciones sospechosas y métodos de vigilancia puede ser utilizados en la detección de las mismas.(13)

Ningún medicamento está exento de riesgos. En un alto porcentaje las RAMs se vinculan al uso irracional o errores humanos siendo en estos casos prevenibles y evitables. Un diagnóstico equivocado, la selección inadecuada del fármaco, una prescripción incorrecta, el incumplimiento del paciente y la automedicación, son algunos de estos determinantes. Algunas de ellas, como las que referimos en este trabajo, no pueden ser prevenidas. (12)

Para las RAMs más frecuentes de los antiepilépticos véase al anexo 1.

Resultados negativos asociados a la medicación.
Todos los medicamentos que se utilizan en la farmacoterapia de los pacientes epilépticos tienen dosis y pautas terapéuticas diferentes, por lo que se debe administrar y monitorear cuidadosamente para evitar posibles efectos adversos, interacciones medicamentosas y resultados no adecuados en la salud del paciente que sean causados por fallos en el uso del medicamento para así lograr un adecuado control clínico de los pacientes.

Los problemas relacionados con los medicamentos (PRM) pueden ser: (14)

- Contraindicaciones.

- Administración errónea del medicamento.

- Dosis.

- Pautas terapéuticas.

- Reacciones adversas.

- Interacciones medicamentosas.

- Problemas no tratados.

Causas de los PRM: (14)

- Mala rotulación del frasco.

- Falta de conocimiento del paciente.

- Error en el cálculo de la dosis.

- Preparaciones incorrectas del medicamento.

- Confusión entre el nombre y el apellido del paciente.

9

Los PRM son elementos que causan resultados negativos asociados a la medicación (RNM).(14)

Categorías de los RNM:(15)

1) Necesidad:

- Problema de salud no tratado.
- Efecto del medicamento innecesario.

2) Efectividad:

- Inefectividad Cuantitativa.
- Inefectividad no Cuantitativa.

3) Seguridad:

- Inseguridad Cuantitativa.
- Inseguridad no Cuantitativa.

⁜ Problema de salud no tratado es cuando durante la farmacoterapia el farmacéutico detecta que hay un problema de salud que no se trata.

⁜ Efecto del medicamento innecesario es cuando se presenta un problema de salud provocado por un medicamento que no es necesario durante la farmacoterapia.

⁜ Inefectividad Cuantitativa es cuando ocurre farmacodinámica por antagonismo, ya que un fármaco disminuye la absorción de otro en el sitio de acción. Depende de la dosis.

⁜ Inefectividad no Cuantitativa sucede cuando la persona llega al techo terapéutico y no responde al tratamiento. No depende de la dosis.

⁜ Inseguridad Cuantitativa ocurre cuando existe un aumento del fármaco en el sitio de acción provocado por otro medicamento. Se presenta farmacodinámica por sinergismo y depende de la dosis.

⁜ Inseguridad no Cuantitativa es cuando el fármaco produce efectos adversos independientemente de la dosis.(15)

En este proceso juega un papel importante el farmacéutico clínico, el cual puede incorporarse al grupo asistencial de pacientes epilépticos, realizando atención farmacéutica con el único objetivo de optimizar la calidad de vida del paciente y conseguir resultados clínicos positivos, siempre al menor costo posible.(15)

Materiales y Métodos

Se realizó un estudio descriptivo ambispectivo en el hospital Pediátrico Docente "José Luis Miranda" de Villa Clara de la provincia de Santa Clara durante un mes (5 de enero-2 de febrero) en el año de 2015. Se tomaron para conformar la muestra de estudio todos los pacientes que asisten a la consulta externa dada por la doctora

especialista en neurología Dr. María Ofelia Hernández Oliver, cuyas historias clínicas se encuentran contenidas en una base de datos que abarca el periodo comprendido desde enero del 2013 hasta diciembre del 2014.
La muestra quedó conformada por una población de 220 pacientes con edades comprendidas entre 4 meses hasta 21 años.

Se realizó un estudio exhaustivo de los datos relativos al sexo, edad, tipo de epilepsia presentada, características de la terapia empleada, indicaciones, dosificación, aparición de reacciones adversas y su severidad, control clínico, interacciones medicamentosas y posibles resultados negativos asociados a la medicación buscando evaluar la farmacoterapia de estos pacientes.

Para la distribución de los tipos de crisis en la población de muestra se realizó el análisis en 4 grupos etarios que fueron los siguientes: de cero a 3 años, 4 a 9, 10 a 14 y mayores de 14 años.

Tras la revisión exhaustiva del tratamiento de los pacientes empleando historias clínicas consultadas en el archivo del hospital se realizó la descripción de dos casos con reacciones adversas graves a los medicamentos.

Todo el análisis de los resultados cuantitativos fue procesado y compilado en tablas y gráficos utilizando el Excel como herramienta de trabajo perteneciente al paquete Office 2007.

Resultados y discusión
Descripción del comportamiento de la muestra:

De los 220 pacientes incluidos en la base de datos, 103 representan al sexo femenino (47%) y 117 al masculino (53%), (Figura 1), lo cual coincide con lo referido en la literatura respecto al predominio del sexo masculino en pacientes epilépticos.(3, 8)

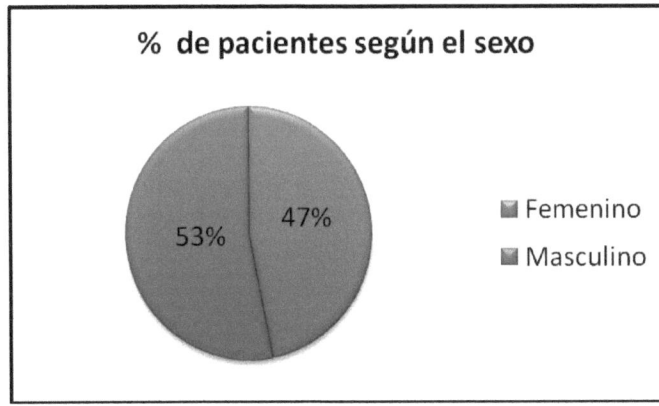

Fuente: Base de Datos.

11

Figura 1. Distribución de los Pacientes Epilépticos por sexo.

Los tipos de crisis de epilepsia pueden ser clasificados en tres categorías generales: focales, generalizadas y no clasificadas o indeterminadas.(7)

123 pacientes que se corresponden con un 56% del total de la muestra, presentan crisis de tipo focal, mientras que 60 (27%) padecen crisis generalizadas y una menor cantidad, 37 pacientes (17%), sufren del tipo indeterminado (Figura 2). En un trabajo de Durá Travé y colaboradores se refiere que la distribución en porciento de estas crisis entre los epilépticos es de 55%, 42.9% y 2.1% respectivamente. Se puede afirmar que la tendencia de las crisis en los pacientes epilépticos en el presente estudio coincide con lo reportado en dicho trabajo.(16)

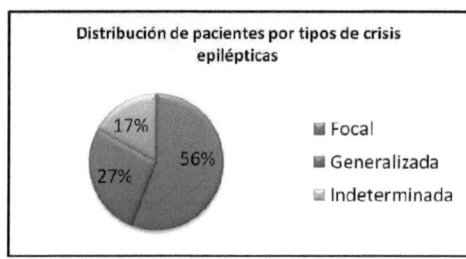

Fuente: Base de Datos.

Figura 2. Distribución de pacientes por tipos de crisis epilépticas.

Al analizar los diferentes grupos etarios establecidos encontramos que existe un predominio de los pacientes con edades comprendidas entre 10 y 14 años de edad, seguidos por los de 4 a 9, mayores de 14 años y por último los de 0 a 3. Según lo reportado en la literatura la incidencia de epilepsia es mayor en los menores de 15 años con una frecuencia notable antes de los 10 años. (5, 6, 16, 17)

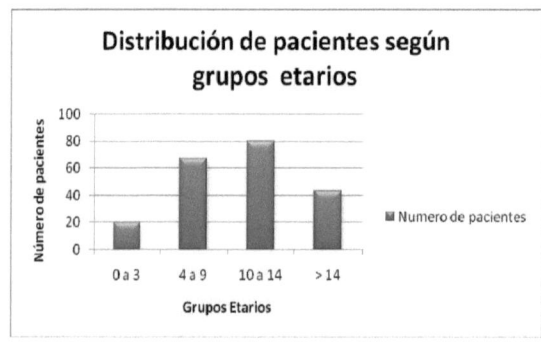

Fuente: Base de Datos.

Figura 3. Distribución de pacientes por grupos etarios.

Distribución de pacientes según grupos etarios por tipos de crisis epiléptica

Al analizar la incidencia de cada tipo de crisis en los diferentes grupos etarios pudimos apreciar que en el grupo etario de 0 a 3 años predominaron las crisis, generalizada con un 45%, seguidas por las de tipo focal (30%) y por último las indeterminadas con un 25% (Figura 4). En un estudio realizado por Ramos y colaboradores,(18) la distribución para ese mismo grupo etario fue: 63%, 23% y 14% respectivamente por lo que se puede apreciar la similitud en cuanto al predominio de los tipos de crisis.

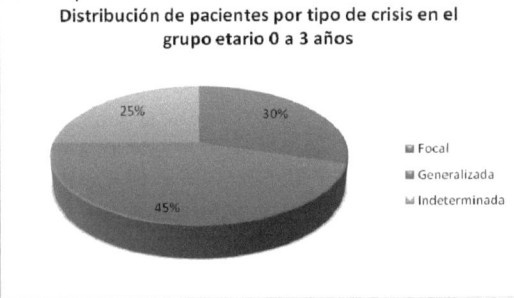

Fuente: Base de Datos

Figura 4. Distribución de pacientes por tipo de crisis en el grupo etario 0 a 3 años.

En el grupo etario de 4 a 9 años Ramos y colaboradores (18) obtuvieron un predominó del tipo de crisis focal con un 67%, seguidas de las generalizadas (31%) y las indeterminadas con un 2%. En nuestro estudio la distribución fue de 55%, 30% y 15% respectivamente por lo que podemos plantear que en este aspecto hay una concordancia con la literatura.

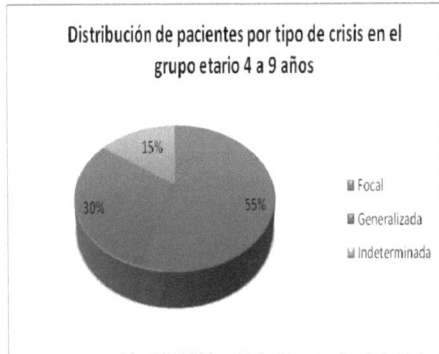

Fuente: Base de Datos.

Figura 5. Distribución de pacientes por tipo de crisis en el grupo etario de 4 a 9 años.

13

En el grupo etario de 10 a 14 años, se reportó un 60% de pacientes con el tipo crisis focal, 22% generalizada y 18% indeterminada. (Figura 6). Esa tendencia de las crisis es parecida a la reportada en el trabajo de Ramos y colaboradores, donde se reportó un 52%, 48% y 0% respectivamente.(18)

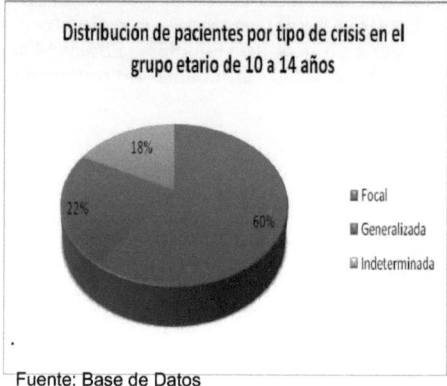

Distribución de pacientes por tipo de crisis en el grupo etario de 10 a 14 años

Fuente: Base de Datos

Figura 6. Distribución de pacientes por tipo de crisis en el grupo etario de 10 a 14 años.

Nuestro estudio comprobó que después de los 3 años, la incidencia de crisis tipo focal aumenta progresivamente y siendo al final la predominante en estos pacientes pediátricos reforzando lo declarado en el trabajo de Ramos y colaboradores.(18)

En el grupo etario de los mayores de 14 años continúa dominando en su incidencia la crisis focal (67%) seguida por la generalizada (26%) y la indeterminada (7%) (Figura 7). No encontramos en la literatura reportes relacionados con la incidencia de crisis para este grupo etario.

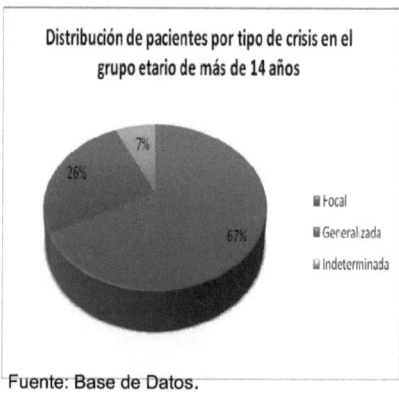

Distribución de pacientes por tipo de crisis en el grupo etario de más de 14 años

Fuente: Base de Datos.

Figura 7. Distribución de pacientes por tipo de crisis en el grupo etario de más de 14 años.

14

Distribución de pacientes según tipo de terapia.

El objetivo principal del tratamiento de la epilepsia es mantener al paciente libre de crisis, sin interferir con su actividad normal (mínimo de reacciones adversas) y con el menor número de fármacos posibles (preferiblemente mono terapia).(3, 19)

Al analizar la base de datos se observó que la mayoría de los pacientes utilizan una monoterapia para evitar su crisis epiléptica (79%) mientras que un 21% son tratados con una politerapia (Figura 8). El análisis de la base de datos brinda información de que hay cumplimiento con lo recomendado en la literatura en cuanto a la aplicación de monoterapia en los epilépticos. No solamente por la toxicidad que presenta este tipo de medicamento, sino también por las interacciones muchas veces imprevistos con la combinación de los antiepilépticos.(3, 6). Otra deducción que se puede obtener es que las crisis que presentan los pacientes son considerablemente fáciles de controlar y bien tolerado por los pacientes por no depender de una politerapia, si no se logra el efecto terapéutico deseado con el empleo de un solo medicamento.

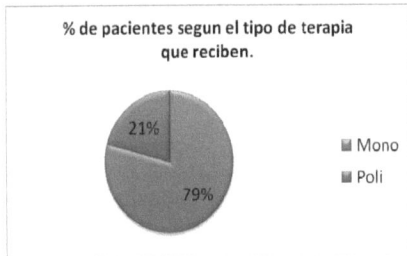

Fuente: Base de Datos.

Figura 8. Distribución de pacientes según tipo de terapia.

Farmacoterapia empleada

Uno de los temas más controvertidos es el tratamiento farmacológico en las epilepsias. Los criterios tan variados hacen que en la literatura científica actual no exista uniformidad de actuación ni reglas fijas sobre los diferentes aspectos que se incluyen en el manejo farmacológico de las epilepsias.(6)

De los 220 pacientes conformando la muestra, de los 163 que utilizan solamente un tipo de medicamento para su tratamiento, el mayor número son tratados con la Carbamazepina (88 casos) y el Valproato (40 casos) por ser los de elección como tratamiento de primera línea en los diferentes tipos de crisis lo que se va a discutir posteriormente.(19-21)Otros medicamentos utilizados como monoterapia en los epilépticos fueron Clobazam (8 pacientes), Vigabatrina (6), Lamotrigina (5), Fenobarbital (4), Clonazepam y Etosuximida (3) y por último Topiramato (1 caso) (Tabla 1).

Tabla 1. Número de pacientes por cada antiepiléptico que se utilizó en la monoterapia.

Antiepilépticos	Número de pacientes
Carbamazepina	88
Valproato	40
Clobazam	8
Vigabatrina	6
Lamotrigina	5
Fenobarbital	4
Clonazepam	3
Etosuximida	3
Topiramato	1

Fuente: Base de Datos.

Aproximadamente 30–40% de pacientes no logran el control de sus crisis con un solo antiepiléptico. Con el advenimiento de este tipo de fármaco en los últimos 15 años y la politerapia racional, la meta de encontrar combinaciones con características favorables se ha vuelto más alcanzable.(22) Cuando la monoterapia con antiepilépticos falla, la terapia de combinación es probada en un esfuerzo de incrementar la efectividad mejorando la eficacia, tolerancia, o ambos.(23)

En el presente estudio, para el tratamiento de sus crisis epilépticas, 43 pacientes recibieron una politerapia de dos medicamentos (en diferentes combinaciones) y otros, 3 antiepilépticos diferentes en función de sus necesidades para lograr el control adecuado de su enfermedad. La información interpretada de la base de datos indica el empleo de 12 combinaciones de 2 antiepilépticos y el mismo número de combinaciones con 3 anticonvulsivantes, estas se representan en la siguiente tabla (Tabla 2).

Tabla 2. Número de pacientes por cada combinación de antiepilépticos que se utilizó en la politerapia.

Combinación de 2 antiepilépticos	Número de pacientes	Combinación de 3 antiepilépticos	Número de pacientes
VPA – AC	4	CBZ - VPA - BZ	1
CBZ – CLB	3	VPA - AC - CLM	1
VGB - VPA	3	CBZ - CLB - AC	1
LMT – AC	2	VGB - CLM - AC	1
CBZ – AC	2	PB - VPA - BZ	1
VPA – CLB	2	VPA - CBZ - CLM	1
VPA – TPM	2	LMT - TPM - CLB	1
VPA – LMT	2	PHT - PB - AC	1
VPA – CLM	2	LMT - TPM - PB	1
CBZ – LMT	1	LMT - AC- CLM	1
CBZ – TPM	1	LMT - VPA - CLB	1
TPM – CLB	1	PRM - AC - CLM	1

Fuente: Base de Datos.

Abreviaturas: AC- Acetazolamida, BZ- Benzodiazepina, CBZ- Carbamazepin, CLB- Clobazam, CLM- Clonazepam, LMT- Lamotrigina, PB- Fenobartital, PHT- Fenitoina, PRM- Pirimidona, TPM- Topiramato, VGB- Vigabatrina, VPA- Valproato

La tabla 3 representa los diferentes medicamentos que se emplean en el tratamiento de los pacientes epilépticos según el tipo de crisis que presentan.

En el caso de los pacientes con crisis focal, se escogió el mejor medicamento para la aplicación del tratamiento monoterapéutico según la subclasificación de sus crisis y las reacciones adversas presentadas con anterioridad. En el tipo de crisis generalizada, todos los medicamentos fueron utilizados en politerapia porque la combinación de estos obtuvo mejor resultados para los pacientes.

La Carbamazepina está clasificada en la literatura como uno de los medicamentos de primera línea en el tratamiento de las crisis de tipo focal lo cual explica su empleo más frecuente en los pacientes de este estudio con ese tipo de crisis. El Valproato aunque también puede ser utilizado en algunos casos en el control de la epilepsia tipo focal es más empleado como monoterapia en pacientes que padecen el tipo crisis generalizada.(19-21)

Tabla 3. Medicamentos empleados según tipo de crisis en los pacientes.

Tipo de crisis	Medicamentos empleados
Focal	Carbamazepina, Valproato (Na/Mg), Clobazam, Clonazepam, Fenobarbital, Lamotrigina, Topiramato, Carnitina, Fenitoina, Primidona, Acetazolamida. **Nota:** *la mayoría de los pacientes recibieron monoterapia con cada tipo de medicamentos excepto en algunos casos.*
Generalizada	Carbamazepina, Valproato(Na/Mg), Clobazam, Clonazepam, Fenobarbital, Lamotrigina, Topiramato, Fenitoina, Primidona, Acetazolamida, Vigabatrina **Nota:** *todos los medicamentos fueron aplicados en el tratamiento en diferentes combinaciones según los pacientes.*
Indeterminada	Carbamazepina, Valproato (Na/Mg), Clobazam, Clonazepam, Fenobarbital, Acetazolamida, Melatonina. **Nota:** *todos los medicamentos fueron aplicados en el tratamiento en diferentes combinaciones según los pacientes.*

Fuente: Base de Datos.

La información de la tabla 4 indica posibles interacciones entre las combinaciones propuestas para algunos pacientes, no obstante a la hora de indicar los medicamentos el médico tiene que valorar el riesgo beneficio del tratamiento para los pacientes.
En los pacientes con politerapia de 2 medicamentos existían 4 posibles interacciones, las cuales se pueden observar en la tabla 4. Por ejemplo, la Carbamazepina tiene el efecto de aumentar el catabolismo de otros antiepilépticos

por ser un inductor del citocromo P-450 y su metabolismo puede ser inducido por otros fármacos. Disminuye los niveles séricos de Felbamato, Lamotrigina, Tiagabina, Topiramato y ácido valproico (Valproato), y puede aumentar o reducir los de Fenitoína. A su vez, la Fenitoína, el Fenobarbital y la Primidona pueden reducir a la mitad los niveles de Carbamazepina y aumentar los de 10,11-epoxi-carbamazepina con riesgo de efectos tóxicos.(4)

En el caso de los pacientes con politerapia de 3 medicamentos, también se identificaron 3 casos de posibles interacciones medicamentosas, al menos con dos de los tres fármacos combinados. Por ejemplo, el Valproato aumenta el nivel de Lamotrigina, por lo que se utiliza una dosis de Lamotrigina 2-3 veces menor que en monoterapia. También aumenta la concentración libre de Fenitoína y Carbamazepina, lo que puede producir efectos tóxicos relacionados con su administración, que pueden reducirse utilizando Valproato de liberación sostenida.(4) (Anexo 2). Aunque se presenten posibles interacciones en la farmacoterapia, siempre que se controlen los niveles plasmáticos de cada uno de los medicamentos según lo recomendado en las pautas de dosificación, y se valore la relación riesgo-beneficio que tiene el paciente, se pueden administrar las combinaciones si estas mejoran el control clínico de la enfermedad.(19, 24)

Tabla 4. Distribución de pacientes con interacciones medicamentosas en su farmacoterapia anticonvulsivante.

Tipo de politerapia	Total de pacientes	Casos con posibles Interacciones	Ejemplos de interacciones
2 medicamentos	24	4	Carbamazepina+Valproato Carbamazepina+Lamotrigina Topiramida+Carbamazepina
3 medicamentos	14	3	Fenitoina+Valproato+Acetazolamida Valproato+Carbamazepina+Clonazepam Lamotrigina+Valproato+Clobazam

Fuente: Base de Datos.

En la tabla 5 se aprecian los pacientes cuyas crisis mejoraron con la utilización de medicamentos, ya sea con monoterapia o politerapia. De los pacientes con evolución clínica evaluada de estable, 131 utilizan solamente un tipo de medicamento, lo cual habla a favor de que la gran mayoría tiene el medicamento más adecuado hasta el momento para el control de sus crisis, con los mínimos o sin efectos adversos al tratamiento. En el caso de pacientes con politerapia, 29 se encuentran estables.

Una pequeña cantidad de los pacientes se evalúa de no estable, en estos casos se buscan alternativas de tratamiento más adecuadas recurriendo a las dosis terapéuticas de las combinaciones, pero es importante señalar que lo ideal sería la medición de las concentraciones plasmáticas de los fármacos para lograr que los pacientes se encuentren dentro del rango terapéutico sistémico y obtener el control clínico adecuado, debido a la gran variabilidad interindividual que existe entre los pacientes.(2)

Tabla 5. Distribución de pacientes respecto a control clínico y farmacoterapia aplicada.

Control Clínico	Número de pacientes con Monoterapia	Número de pacientes con Politerapia
Estable	131	29
Inestable	15	7

Fuente: Base de Datos.

Dentro de las reacciones adversas al medicamento (RAM) observadas en los pacientes epilépticos como se puede apreciar en la tabla 6, se destaca la incidencia de rash y la hiperactividad en 8 y 7 pacientes respectivamente. Coincide con la literatura que las reacciones más frecuentes en los pacientes son las mencionadas.(1)Otras reacciones de menor frecuencia fueron la gastritis, encefalopatía, urticaria, vómito y el sobrepeso con solo una incidencia en cada caso. Otras reacciones incluyeron la sedación (sueño), síndrome lúpico, Síndrome de Steven Johnson (con dos incidencias en cada caso), alopecia (3), irritabilidad (4) y la trombocitopenia (5) (Tabla 6).

Los problemas relacionados con los medicamentos (PRM) identificados son: las interacciones medicamentosas y reacciones adversas reportadas en los pacientes.

Los resultados negativos al medicamento (RNM) originados de los PRM observados pueden ser clasificados en las siguientes categorías:

Efectividad:

• Inefectividad Cuantitativa.

Seguridad:

• Inseguridad Cuantitativa.

   Inseguridad no Cuantitativa.(15)

Donde:

⊥ Inefectividad cuantitativa: es cuando ocurre farmacodinámica por antagonismo, ya que un fármaco disminuye la absorción de otro en el sitio de acción. Depende de la dosis. En el presente trabajo eso se refleja en el uso de la politerapia de Carbamazepina con el Valproato, el mismo en combinación con Lamotrigina y con el Topiramato donde la Carbamazepina reduce la absorción de todos estos medicamentos. Esto se observó en 4 pacientes.

⊥ Inseguridad cuantitativa: ocurre cuando existe un aumento del fármaco en el sitio de acción provocado por otro medicamento. Se presenta farmacodinámica por sinergismo y depende de la dosis. Ese efecto ocurrió cuando se aplicó el Valproato en combinación con la Lamotrigina, la Carbamazepina o la Fenitoína donde el primero aumenta el nivel sérico de los últimos. (3 pacientes).

⊥ Inseguridad no cuantitativa: es cuando el fármaco produce efectos adversos independientemente de la dosis. La manifestación de ese RNM se evidencia en la aparición de las diversas reacciones adversas destacadas en la tabla 6.

(37 pacientes). Se le realizó cambio de tratamiento a los pacientes que sufrieron alopecia, encefalopatía, Síndrome de Steven Johnson, Síndrome lúpico y la trombocitopenia. Las demás reacciones adversas fueron tratadas por su sintomatología.

Tabla 6. Distribución de pacientes según reacciones adversas a los medicamentos.

Tipo de RAM	Número de pacientes	Medicamento causal
Alopecia	3	Valproato
Encefalopatía	1	Lamotrigina, Topiramato
Gastritis	1	Carbamazepina
Hiperactividad	7	Valproato
Irritabilidad	4	Fenobarbital, Valproato
Rash	8	Carbamazepina
Síndrome de Steven Johnson	2	Carbamazepina, Lamotrigina
Síndrome lúpico	2	Carbamazepina
Sobrepeso	1	Carbamazepina
Sueño	2	Carbamazepina + Valproato, Lamotrigina
Trombocitopenia	5	Valproato
Urticaria	1	Fenobarbital
Vómito	1	Lamotrigina

Fuente: Base de datos.

Reporte de 2 pacientes con RAM graves.

De las reacciones adversas, las que tuvieron mayor impacto fueron la trombocitopenia y el Síndrome de Steven Johnson donde fallecieron dos pacientes, uno con cada tipo de RAM.

Por la trascendencia de estos dos tipos de RAM graves presentadas en estos pacientes se describen 2 casos.

Todavía existe la controversia de si los antiepilépticos se asocian a las reacciones cutáneas severas del Síndrome de Steven Johnson (SJS).(25)

Caso 1: Paciente con el Síndrome de Steven Johnson.

Un paciente del sexo femenino, 10 años de edad, raza blanca, procedente de Santa Clara, se presentó al hospital Pediátrico Docente "José Luis Miranda" con una crisis epiléptica. Fue ingresada y se le administró la Lamotrigina para tratar la crisis que fue identificada como tipo focal. Unos días después de empezar con el tratamiento aparecieron erupciones cutáneas en la piel con lesiones a nivel de cara, bucofaríngeas, de tipos ulcerativos, extensos y sangrantes que comprometían los labios que presentaron fisuras. En el tronco y miembros tenía flictenas con desprendimiento de epidermis (Figura 9).

Se sospechó una reacción adversa severa del Síndrome de Steven Johnson asociado con la Lamotrigina y se suspendió de inmediato esa terapia. La paciente fue ingresada para el tratamiento de esa reacción adversa durante 7 semanas. Para el control de su crisis epiléptica se le administró la Carbamazepina pero la paciente no toleraba el efecto adverso de somnolencia que tiene ese medicamento. Se trató a la paciente con una politerapia de primidona, acetazolamida y clonazepam, todavía está bajo observación para monitorear su evolución con el nuevo régimen de tratamiento. Desde entonces, ha mostrado mejoría del Síndrome de Steven Johnson con evidencia de secuelas en las partes afectadas (Figura 10).

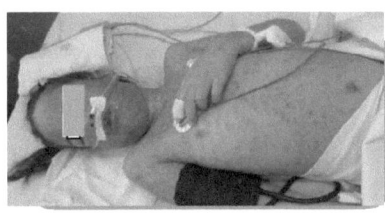 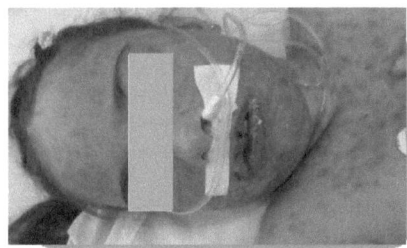

Figura 9. Paciente con el Síndrome de Steven Johnson después de tomar la Lamotrigina.

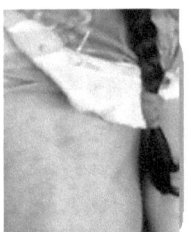 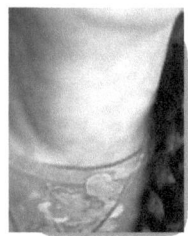 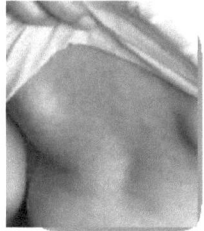

Figura 10. La paciente actualmente con el cambio de terapia y con evidencia de secuelas.

En un estudio realizado en Francia, Italia, Alemania y Portugal con pacientes epilépticos, utilizando casos control, de un total de 352 pacientes, 73 presentaron el SJS (21%). 36 de ellos reportaron el uso de fenobarbital, 14 de fenitoína, 21 de carbamazepina, 13 de valproato y 3 de lamotrigina, siendo más alto el riesgo en las ocho primeras semanas del inicio del tratamiento. Mencionaron dentro de la interpretación de sus resultados que la Lamotrigina tiene el potencial de causa de la reacción cutánea severa.(25)

Ensayos clínicos y datos de postmarketing mostraron en otro trabajo que la Lamotrigina es más propensa a causar reacción cutánea en niños contrariamente a lo que se sospechaba. Los médicos en el Reino Unidos recibieron una carta de la empresa Glaxo Wellcome advirtiéndoles que ese medicamento no debe ser prescrito como monoterapia en niños menores que 12 años y que el tratamiento debe detenerse inmediatamente frente a cualquier tipo de reacción alérgica.(26)

Caso 2: Paciente con trombocitopenia severa.

Un paciente, del sexo femenino, 16 años de edad, raza blanca, procedente de Santa Clara, se presentó al hospital Pediátrico Docente "José Luis Miranda" con fiebre de 39° y erupción cutánea (pequeñas manchas rojas en la piel). La paciente tenía antecedente de epilepsia de difícil control por lo que estaba recientemente tomando el valproato para el control de su crisis epiléptica. Se le realizaron exámenes de laboratorio donde se obtuvo un conteo de plaquetas de 2000 por microlitro de sangre, se diagnosticó una trombocitopenia severa y fue ingresada inmediatamente, se empezó la aplicación de transfusiones de concentrado de plaquetas pero después de corregidas seguía su disminución. La especialista en neurología en conjunto con los intensivistas decidió suspender de inmediato el uso del valproato por sospecha de ser el causante de la trombocitopenia lo cual se confirmó con la recuperación progresiva (aumento del conteo de plaquetas, la desaparición de la fiebre y de la equimosis y petequias). Se egresó la paciente 13 días después.

Para el control de su crisis se le está actualmente administrando una politerapia con fenitoína, acetazolamida y gabapentina. La paciente se encuentra estable pero todavía se está determinando la mejor terapia para ella.

La trombocitopenia es una complicación bien conocida con el uso de la terapia de antiepilépticos. Muchas personas con trombocitopenia inducida por fármacos se recuperan en 7 a 10 días después de dejar la medicación. En un estudio, la administración diaria del valproato a 30 paciente fue asociado con una reducción significativa en el conteo de plaqueta que regresó a niveles de base tras el retiro del medicamento.(27)

En un estudio llevado a cabo por Tichy E.(28) se discutió el caso de un paciente de 3 años que desarrolló fiebre, rash y trombocitopenia severa dentro de los primeros 10 días de la terapia con la carbamazepina para tratar su crisis de epilepsia. Se sustituyó el tratamiento por el valproato pero no se controló bien su crisis. Se hizo una combinación con el fenobarbital pero surgió otra vez la reacción adversa. Se cambió la terapia completa sustituyéndola por el zonisamida lográndose una mejoría del estado del paciente.(28)

En otro estudio realizado en una consulta de pediatría en el hospital Cantt de enero a junio de 2011 se obtuvo como resultado que la frecuencia de trombocitopenia en pacientes tomando el valproato como terapia a dosis

altas era alta. Recomendándose la realización del monitoreo del conteo de plaquetas en pacientes tratados con este medicamento.(29)
Por esta razón el monitoreo de los epilépticos sea por evaluaciones clínicas o paraclínicas es muy importante especialmente en la edad pediátrica pues los niños son más propensos a sufrir las reacciones adversas más severas de los antiepilépticos.

Conclusiones

1. En los pacientes epilépticos de la muestra incluida en el presente trabajo predomina el sexo masculino, y el grupo etario más representativo es el que incluye a los menores de 14 años

2. Se presentó en mayor número el tipo de crisis focal

3. El 79% de los pacientes utilizó para el control de su enfermedad una monoterapia mientras que el 21% se benefició con politerapia.

4. Los resultados negativos asociados a la medicación detectados fueron inefectividad cuantitativa asociada a interacciones medicamentosas e inseguridad no cuantitativa asociado a la aparición de reacciones adversas.

5. Las reacciones adversas a los antiepilépticos observadas con más frecuencia fueron rash, irritabilidad e hiperactividad y las más graves el Síndrome de Steven Johnson y la trombocitopenia reportándose fallecimiento de dos pacientes, uno en cada caso.

6. La farmacoterapia fue adecuada a pesar de que en algunos casos se detectaron resultados negativos relacionados con la medicación.

Recomendaciones

1. Confeccionar un boletín que contenga información relacionada con las interacciones presentes entre los fármacos antiepilépticos y las reacciones adversas asociadas a ellos y hacerlo llegar al personal médico encargado del tratamiento y seguimiento de los pacientes del estudio.

2. Evaluar las necesidades de información de los familiares de los pacientes objeto de estudio para lograr luego su posterior satisfacción.

Referencias bibliográficas

1. Perucca E, KJ M. Adverse effects of antiepileptic drugs. Acta Neurol Scand Suppl. 2005(181):30-5.
2. Alejandro Scaramelli PB, Isabel Rega y colaboradores. Guia para asistencia y tratamiento de las personas con epilepsia para el personal de salud. In: epilepsia LUcl, editor. Uruguay2008.
3. Francisco J MR, et al. Farmacología Clínica Morón. Medicas EC, editor. La Habana2009.
4. FLOREZ J. Farmacología humana. 3 ed. Barcelona (España): MASSON, S.A.; 1997.
5. Valdivia Alvarez I, Abadal Borge G. Alternativas terapéuticas en la epilepsia refractaria del niño. Revista Cubana de Pediatría. 2006;78:0-.
6. Entenza CMM. Epilepsia. Habana2010.
7. Talati R SJ, Phung OJ, Baker WL, Baker EL, Ashaye A, Kluger, J QR, Mather J, Giovanale S, Coleman CI, White CM. Effectiveness and Safety of Antiepileptic Medications in Patients with Epilepsy. 2011.

8. Hauser WA AJ, Kurland LT. Incidence of epilepsy and unprovoked seizures in Rochester, Minessota 1935-1984. Epilepsia. 1993(34):453-68.
9. Valdivia Álvarez I, Abadal Borges G. Epilepsia de difícil control en Pediatría: Nuevas drogas antiepilépticas. Revista Cubana de Pediatría. 2005;77:0-.
10. Thorp CM. Pharmacology for health care professionals: A John Wiley & Sons, Ltd.; 2008.
11. Gipuzkoa. ANTIEPILEPTICOS. Información de apoyo a profesionales. ASPACE. 2008:1-36.
12. Rocío Clavijo IDA, María José Garcia. Síndrome de Stevens – Johnson: una forma grave de las reacciones adversas a medicamentos. Biomedicina2011. p. 26 - 34.
13. Edwards IR, Aronson JK. Adverse drug reactions: definitions, diagnosis, and management. The Lancet.356(9237):1255-9.
14. Laura TUNEU VALLS MG-P SLS, Guillermo SERRA SOLER, Gloria ALBA ARANDA, Cristina de IRALA INDART, Juan RAMOS, Rosa TOMÁS SANZ,Patricia BRAVO JOSÉ, Joaquín BONAL DE FALGÀS. . Drug related problems in patients who visit an emergency room: Pharmaceutical Care España2000.
15. Fernando FERNÁNDEZ-LLIMÓS FMR MJFD. Drug related problems. Concepts and classification system: Pharmaceutical Care España. España2000.
16. T. Durá Travé MEYP, F. Gallinas Victoriano. Incidencia de la epilepsia infantil Anales de Pediatría. 2007;67(1):37-43.
17. Durá T, Yoldi ME, Gallinas F. Epilepsia infantil en Navarra. Anales del Sistema Sanitario de Navarra. 2007;30:207-14.
18. RAMOS J Y c. Epidemiología de la Epilepsia en la edad pediátrica. Anales de Pediatría. 1996;45:256-60

19.   Ravat SH GR. Antiepileptic drugs in pediatric epilepsy. J Pediatr Neurosci. 2008(3):7-15.

20.   Marson AG WP, Hutton JL, Clough HE, Chadwick DW. . Monoterapia con carbamazepina versus valproato para la epilepsia (Revisión Cochrane traducida). La Biblioteca Cochrane Plus. 2008;4(3).

21.   Pozo Alonso AJ, Pozo Lauzán D. Tratamiento con medicamentos antiepilépticos en el niño. Revista Cubana de Pediatría. 2013;85:497-516.

22.   Jong Woo Lee BD. Rational Polytherapy with Antiepileptic Drugs. Pharmaceuticals. 2010(3): 2362-79. 26 July 2010.

23.   Deckers CLP, Czuczwar SJ, Hekster YA, Kewser A, Kubova H, Meinardi H, et al. Selection of Antiepileptic Drug Polytherapy Based on Mechanisms   of   Action: The   Evidence   Reviewed.   Epilepsia. 2000;41(11):1364-74.

24.   Fountain NB. MANUAL OF ANTIEPILEPTIC DRUG THERAPY. University of Virginia Comprehensive Epilepsy Program. 2009.

25.   Rzany B, Correia O, Kelly JP, Naldi L, Auquier A, Stern R. Risk of Stevens-Johnson syndrome and toxic epider mal necrolysis during first weeks   of   antiepileptic   therapy: a   case-control   study.   The Lancet.353(9171):2190-4.

26.   Mitchell P. Paediatric lamotrigine use hit by rash reports. The Lancet.349(9058):1080.

27.   Neophytides AN, Nutt JG, Lodish JR. Thrombocytopenia associated with sodium valproate treatment. Annals of Neurology. 1979;5(4):389-90.

28.   Tichy E ea. A Case of Severe Thrombocytopenia and Antiepileptic Hypersensitivity Syndrome. J Pediatr Pharmacol Ther. 2003;8(1).

29.   Tahir Mehmood. MS, et al. FREQUENCY OF VALPROATE INDUCED THROMBOCYTOPENIA IN EPILEPTIC CHILDREN. JUMDC. July-December 2014;5(2):52-6.

ANEXOS

Anexo 1 Información sobre fármacos empeados en la terapia de la epilepsia.

Fenobarbital:

Información general	Mecanismo de acción	Tipo de epilepsia
Fue el primer anticonvulsivo eficaz (1912). Es barato y con una toxicidad relativamente baja. Sigue siendo un fármaco muy eficaz. La acción del PB es más eficaz en la zona cortical que en la diencefálica: esto explica que tenga bastante acción sedante.	A concentraciones terapéuticas, facilita la acción del GABA, prolongando la acción de la corriente de cloro, lo que explica también su eficacia en las mioclonias. Además, inhibe la entrada de Ca, reduciendo la liberación de neurotransmisores excitadores. En el status, bloquea las descargas repetidas de alta frecuencia.	Es un fármaco eficaz para tratar las convulsiones tónico – clónicas generalizadas y las parciales. También en las convulsiones febriles. Sus efectos sedantes y su tendencia a trastornar la conducta en los niños, ha disminuido su aplicación como fármaco primario.
Efectos segundarios	**Interacciones**	**Pautas de dosificación**
Los Principales **Sedación:** Al principio. Luego se desarrolla tolerancia durante la medicación prolongada. **Irritabilidad e hiperactividad:** en los niños, efecto ocasional. **Agitación y confusión:** en sujetos de avanzada edad. **Osteoporosis:** Hacer seguimiento de fosfatasas alcalinas.	Es un fármaco inductor enzimático. La más importante es con el Valproato, que incrementa hasta en un 40% las concentraciones plasmáticas del Fenobarbital.	**En Niños** 3 a 5 mg. / Kg. / día, dividido en dos tomas. También se puede dar en una sola toma, de preferencia nocturna. **En Adultos** La dosificación es algo menor. **Niveles plasmáticos** Entre 15 y 40 µg / ml.

Fenitoina:

Información general	Mecanismo de acción	Tipo de epilepsia
Es un medicamento antiepiléptico cuya acción se ejerce, principalmente, en la corteza cerebral con escasa o nula acción sobre el diencéfalo.	Reduce las descargas repetidas de alta frecuencia, pero no facilita la acción gabaérgica ni la corriente T de calcio. Impide la propagación de las descargas, pero no afecta a la neurotransmisión fisiológica; esto explica su escasa depresión sobre el sensorio.	Es muy eficaz en las epilepsias generalizadas convulsivas y en las crisis parciales. Igualmente, y por vía endovenosa, en los status epilépticos. No es eficaz en la epilepsia mioclónica ni en las ausencias.
Efectos segundarios	**Interacciones**	**Pautas de dosificación**
Más frecuentemente **Digestivos:** náuseas, vómitos y estreñimiento. Mejor dar los comprimidos con las comidas o después. **SNC:**Ataxia, nistagmus,		**En Niños** 8 a 10 mg. / Kg. / día **En Adultos** 4 a 6 mg. / Kg. / día. **Número de Tomas**

mareo y confusión. Indica que los niveles son altos. **Otras manifestaciones:** Hipertrofia gingival Hirsutismo, exige de una buena higiene. **Menos frecuentemente** Rash cutáneo y alteraciones hematológicas. La Fenitoina es una medicación de "ventana estrecha", por lo que pequeñas variaciones en la dosis puede conducir a efectos secundarios, dosis – dependiente.		2 / día. Incluso se puede dar una sola vez. **Nivel Terapéutico** 10 a 20 µg / ml.

Etosuximida:

Información general	Mecanismo de acción	Tipo de epilepsia
Fue introducido como antiepiléptico a principios de los años 50	No se conoce bien su mecanismo de acción, aunque parece estar relacionado con la producción de GABA.	Su utilización queda reducida a los casos de ausencia típica, tipo Petit Mal, en asociación al Valproato, ya que no protege de crisis convulsivas que posteriormente se pudieran producir.
Efectos segundarios	**Interacciones**	**Pautas de dosificación**
En general, son poco significativos. • Intolerancia gastrointestinal. • Ligera sedación y cefaleas.	Sólo los fármacos con un marcado efecto inducidor enzimático, puede reducir su concentración y ser necesario un ajuste de dosis.	**En Niños** Ajustar la dosis al peso. **En Adultos** 250 mg. 2 – 3 veces / día

Pirimidona:

Información general	Mecanismo de acción	Tipo de epilepsia
Es un medicamento antiepiléptico que ejerce su acción a través de sus partículas activas que son: • Primidona, fenobarbital y feniletilmalonamida: que son lo metabolitos de la primera.	Al igual que el Fenobarbital y Valproato, reduce las descargas repetidas de alta frecuencia y facilita la acción gabérgica.	Es eficaz, como medicación de segunda línea o acompañante, en las crisis generalizadas convulsivas y en las epilepsias parciales. Su eficacia en las mioclonias es menor.
Efectos segundarios	**Interacciones**	**Pautas de dosificación**
Más frecuentemente Somnolencia y apatía,	En asociación con Valproato, se incrementa la	**En Niños** 18 a 20 mg. / Kg. / día

| generalmente limitado a las primeras fases del tratamiento. **Menos frecuentemente** Nistagmus, ataxia, vómitos, mareos. Reacciones cutánea, a veces grave. Artralgias. Reacciones psicóticas. Todas estas manifestaciones son muy raras. | concentración plasmática de Fenobarbital, por lo que se debe reducir la dosis de Primidona y controlar niveles. También puede alterar la farmacocinética de la Fenitoina. | **En Adultos** 8 a 12 mg. / Kg. / día **Número de Tomas** Mañana y noche **Nivel Terapéutico** Parecido al Fenobarbital. Entre 20 a 30 µg / ml. |
| Los efectos son, en general, dosis dependiente, por lo que se debe instaurar la medicación de manera progresiva. | | |

Valproato:

Información general	Mecanismo de acción	Tipo de epilepsia
Es la sal sódica del Ácido Valproico. Introducido en España en el año 1970. Una peculiaridad es su efecto diferido pues se observa más tarde y es más lento en desaparecer de lo que indican sus niveles plasmáticos.	Es un antiepiléptico muy eficaz, que reduce las descargas repetidas de alta frecuencia y facilita la acción gabérgica (facilita su síntesis e inhibe su degradación). Inhibe la propagación de la descarga paroxística con escasa o nula acción sobre el foco. Disminuye, también, los niveles de aminoácidos excitadores (Ácido Aspártico y Glutámico) y facilita la hiperpolarización de las membranas.	Es muy eficaz en las crisis generalizadas convulsivas y no convulsivas y las crisis mioclónicas. Especialmente indicado en las ausencias típicas, Síndrome de West (altas dosis) y Lennox – Gastaud. Es menos eficaz en las crisis focales.

Efectos segundarios	Interacciones	Pautas de dosificación
Principales **Hepatopatía:** Sobre todo en niños menores de 3 años, con politerapia y dosificación alta. Valorar enzimas hepáticas y protombinemia. **Riesgo teratogénico:** sobre todo malformaciones cardio – vasculares y hendidura labial. También anomalías de cierre del tubo neural, sobre todo en el primer trimestre del embarazo, pasa a la leche materna en pequeña proporción y no se ha evidenciado efecto clínico significativo.	Es un fármaco que inhibe el catabolismo hepático, por lo que puede aumentar las concentraciones plasmáticas de algunos fármacos, sobre todo: Fenobarbital, Lamotrigina Neurolépticos y antidepresivos, Fenitoina. Los medicamentos con efecto inductor enzimático, sobre todo la Fenitoina, Carbamazepina y Fenobarbital, disminuyen las concentraciones séricas de VPA. Ser prudente al asociarlo a Ácido Acetilsalicílico y otros	**En Niños** 30 ó 40 mg. / Kg. / día. Se puede aumentar esta dosis. **En Adultos** 20 a 30 mg. / Kg. / día. **Número de tomas** 2 / día. La forma *crono*, si las crisis están bien controladas, se puede dar una sola vez. **Nivel Terapéutico** 50 a 100 µg / ml. En ocasiones y siempre con controles sanguíneos (Enzimas hepáticas y protombina) se puede sobrepasar estos límites

Trastornos digestivos Alopecia, generalmente pasajera. Trastornos de la menstruación. Aumento de peso, a veces significativo. **Muy Infrecuentes** Estados confusionales o aumento de las crisis. Hiperactividad o irritabilidad sobre todo en los niños	anticoagulantes.	

Carbamazepina:

Información general	Mecanismo de acción	Tipo de epilepsia
Es un medicamento autoinductor hepático, por lo que puede disminuir la concentración de otros medicamentos tomados conjuntamente. También se utilizan como estabilizador del ánimo, regulador conductual en algunos niños con dificultad de centraje y en dolores de tipo neurálgico.	Su acción es similar a la Fenitoina. Reduce las descargas repetidas de alta frecuencia, pero no facilita la acción gabérgica ni la corriente T de calcio. Su metabolito 10,11 – epoxi – carbamazepina es también activo.	Es eficaz en las crisis parciales con sintomatología compleja o simple. También en las epilepsias generalizadas primaria o secundariamente. No es eficaz en las ausencias típicas ni en las mioclonias.
Efectos segundarios	Interacciones	Pautas de dosificación
Más frecuentes y/o importantes **Hemáticos:** Discrasias sanguíneas. Exige de controles sanguíneos 1 vez / cada 1 – 2 meses al comienzo del tratamiento. **Hepáticos:** Es inductor enzimático, por lo que puede elevar las enzimas de manera significativa. Hacer pruebas hepáticas. **Neurológicos**: Ataxia y trastornos de la acomodación. También puede producir cierta somnolencia o sedación. **Otros:** Reacciones alérgicas.Alterar la concentración plasmática de otros antiepilépticos por su carácter	Aumenta el catabolismo de otros fármacos antiepilépticos, por lo que es necesario controlar sus niveles plasmáticos. Asociado al litio, puede ocasionar síntomas neurotóxicos.	**En Niños** 18 – 20 mg. / Kg. / día **En Adultos** 6 – 12 mg. / Kg. / día. **Número de Tomas** 2 ó 3 / día **Nivel Terapéutico** 5 a 10 µg / ml.

Inductor enzimático.

Clonazepam:

Información general	Mecanismo de acción	Tipo de epilepsia
Es un antiepiléptico, perteneciente al grupo de las Benzodiazepinas, derivado clorado del Nitrazepam,	Actúa facilitando la acción del GABA al aumentar la frecuencia de aperturas del canal del cloro. También puede aumentar la liberación de GABA en la terminación presináptica. A concentraciones altas (tratamiento del status), bloquea las descargas repetidas de alta frecuencia al igual que lo hace el PB (uniéndose al canal de Sodio).	Es eficaz como medicación de segunda línea o acompañante, en las crisis tónico – clónicas generalizadas, crisis parciales y mioclónicas. En niños, en el Síndrome de Lennox – Gastaud y Síndrome de West.
Efectos secundarios	**Interacciones**	**Pautas de dosificación**
El más importante es la sedación y relajación muscular. • Es frecuente que se desarrolle tolerancia a su eficacia antiepiléptica. Estos efectos existen generalmente al principio y puede evitarse mediante elevaciones suaves y progresivas de las dosis. • En el niño pequeño, la hipersecreción bronquial es un efecto muy negativo en niños afectados de graves encefalopatías. • Puede mejorar la conducta, aunque ocasionalmente, puede provocar irritabilidad.	No son significativas	**En Niños** 0,1 a 0,2 mg. / Kg. / día **En Adultos** 0,03 a 0,06 mg. / Kg. / día. Se debe administrar en 2 ó 3 tomas / día. Los niveles plasmáticos no son útiles.

Clobazam:

Información general	Mecanismo de acción	Tipo de epilepsia
Es un antiepiléptico perteneciente al grupo de las benzodiazepinas, que al mismo tiempo tiene propiedades relajantes y ansiolíticas.	Se desconoce su mecanismo antiepiléptico pero al igual que las otras benzodiazepinas, reduce las descargas repetidas de alta frecuencia y facilita la acción gabérgica.	Se asocia a los antiepilépticos mayores y es eficaz en el tratamiento de las crisis parciales, tónico – clónicas generalizadas, mioclónicas y acinéticas.
Efectos secundarios	**Interacciones**	**Pautas de dosificación**

Sobre todo la somnolencia. También puede aparecer vértigo, sequedad de boca, estreñimiento y disminución del apetito, son manifestaciones dosis – dependiente o por instauración rápida. • Los dos mayores inconvenientes son la tolerancia y la deprivación. Se debe reducir lentamente la dosificación o cambiar a otra benzodiazepina.	No son significativas.	**En Niños** 0,5 a 1,5 mg. / Kg. / día. **En Adultos** 0,5 a 1 mg. / Kg. / día. Se debe administrar en 2 ó 3 tomas, siempre una por la noche. Los niveles plasmáticos no son útiles.

Lamotrigina:

Información general	Mecanismo de acción	Tipo de epilepsia
Es un fármaco de nueva generación, que se puede emplear como monoterapia en adultos y niños mayores de 12 años. No se recomienda su uso en monoterapia en niños más pequeños.	Su perfil terapéutico es similar a la CBZ, bloquea los canales de Na. Puede inhibir la liberación patológica de glutamato, actuando sobre los canales de Ca.	Está especialmente indicado en las crisis parciales con o sin generalización secundaria, en las crisis generalizadas tónico – clónicas, sobre todo las sintomáticas, y en el Síndrome de Lennox – Gastaud. Buena respuesta a LTG en las crisis generalizadas tipo ausencias atípicas y crisis atónicas. Se asocia habitualmente al VPA en crisis mioclónicas generalizadas y ausencias. Puede llegar, no obstante, a agravar la epilepsia mioclónica severa.
Efectos segundarios	**Interacciones**	**Pautas de dosificación**
Los más frecuentes o importantes En terapia añadida, erupción cutánea hasta en un 10% de los pacientes tratados sobre todo en las primeras semanas y si la instauración es rápida. Escaso efecto sedante. Diplopia y ataxia, si va unida a la CBZ (reducir las dosis de CBZ).	**Con el VPA:** Hay que introducir la Lamotrigina muy lentamente porque se frena su catabolismo (El VPA es un potente inhibidor del citonomo P450). **Con la CBZ:** Hay que reducir la dosis de la CBZ para minimizar sus efectos sobre el S.N.C.	**POSOLOGIA EN MONOTERAPIA** **En Niños** Mejor, asociada. **En Adultos** 2 semanas 25 mg. / día (1 dosis) 2 semanas 50 mg. / día (1 dosis) Ir aumentando 50 mg. cada 1 – 2 semanas hasta alcanzar 100 a 200 mg. / día en 1 ó 2 tomas. **POSOLOGIA EN**

		POLITERAPIA Con vpa **muy Lentamente** (Niños – Adultos) **CON OTROS** **En Adultos** 50 mg. / día 2 semanas 100 mg. / día (2 dosis) 2 semanas. Ir aumentando 5 mg. / día hasta llegar a 200 – 400 /día en 2 dosis. **En Niños** 2 mg. / Kg. / día 2 semanas (2 tomas) 5 mg. / Kg. / día 2 semanas (2 tomas) Llegar a <u>5 a 15 mg.</u> / Kg. / día en dos tomas. Los niveles plasmáticos no son útiles.

Vigabatrina:

Información general	Mecanismo de acción	Tipo de epilepsia
Es el primero de los fármacos antiepilépticos de nueva generación.	Su mecanismo de acción es el aumento de los niveles de GABA, inhibiendo la GABAtransaminasa; de esta manera, aumenta la cantidad de GABA cerebral disponible para la acción inhibidora.	Está especialmente indicado en los espasmos infantiles (Síndrome de West), sobre todo cuando se dan en el curso de la Esclerosis Tuberosa. Es mejor retirarlo a los pocos meses del control de las crisis. También se ha demostrado su eficacia en las crisis parciales con o sin generalización secundaria, aunque aquí se utiliza menos por sus efectos secundarios. No es útil en las epilepsias primariamente generalizadas y puede llegar a empeorar las crisis mioclónicas.
Efectos segundarios	**Interacciones**	**Pautas de dosificación**
Los más importantes Somnolencia, astenia, mareos y cefaleas. Más de un 10% alteraciones de conducta, llegando a reacciones de tipo psicótico, sobre todo en pacientes con antecedentes previos o retraso mental.	La única interacción conocida es con la Fenitoina, bajando sus niveles plasmáticos.	**En Adultos** Iniciar con 500 mg. / día con incrementos de 500 mg. cada 1 ó 2 Semanas hasta los 2 grs. / día (máximo 4 grs. / día) repartidos en Dos tomas. **En Niños** 40 – 50 mg. / Kg. / día,

Déficits visuales irreversibles en los tratamientos de larga duración. Alteraciones del campo visual, sobre todo nasales, en un 17 – 40% de los casos. Incremento de peso.		pudiendo llegar a 75 a 100 mg. / Kg. / día. En el Síndrome de West se puede llegar a 200 mg. / Kg. / día. Los niveles plasmáticos no tienen interés práctico.

Acetazolamida:

Información general	Mecanismo de acción	Tipo de epilepsia
Es un inhibidor de la anhidrasa carbónica que tiene efectos diuréticos.	La inhibición de esta enzima en el SNC (mielina, citoplasma y glia) produce una acumulación de CO_2 en el cerebro y un bloqueo del transporte de aniones que bloquean la propagación de las crisis y elevan el umbral de activación.	Su eficacia antiepiléptica es moderada y es frecuente que se desarrolle tolerancia, por lo que se utiliza como coadyuvante de otros tratamientos frente a mioclonías y ausencias.
Efectos segundarios	**Interacciones**	**Pautas de dosificación**
		La dosis habitual en el adulto es de 250 mg de una a tres veces al día.

Topiramato:

Información general	Mecanismo de acción	Tipo de epilepsia
El topiramato es estructuralmente distinto de otros antiepilépticos.	No se conoce bien su mecanismo de actuación, aunque parece bloquear los canales de Na. e incrementar la acción inhibidora del GABA. También es un antagonista glutaminérgico e inhibe la anhidrasa carbónica.	Es un fármaco, en general, muy eficaz, sobre todo en las crisis parciales sin o con generalización secundaria, refractarias a otros tratamientos. También es eficaz como fármaco asociado en el Síndrome de Lennox – Gastaud. Se puede utilizar en las crisis tónico – clónicas generalizadas rebeldes a otras terapias. En adultos y niños mayores de 11 años, está aprobado para su uso en monoterapia.
Efectos segundarios	**Interacciones**	**Pautas de dosificación**
Los más importantes son los relacionados con el S.N.C. e incluyen mareos, somnolencia, confusión, enlentecimiento psicomotor. Hasta un 30% de los pacientes puede	No son significativas, aunque la Carbamazepina y Fenitoina, como inductores enzimáticos, pueden disminuir las concentraciones plasmáticas del Topiramato.	**En Adultos** Se inicia con 25 a 50 mg. en dos tomas. Cada semana o quincena se Incrementa en 25 a 50 mg. / día hasta alcanzar la dosis de 200 a 400

experimentar anorexia y pérdida de peso.		Mg. / día en dos tomas. **En Niños** Se comienza con 1 ó 2 mg. / Kg. / día hasta llegar a 5 a 9 mg. /Kg./día Ir aumentando cada semana en 2 ó 3 mg. / Kg. Los niveles plasmáticos no son de utilidad.

Anexo 2 Interacciones farmacocinéticas entre antiepilépticos.

Tabla 29-4. Interacciones farmacocinéticas entre antiepilépticos

Antiepiléptico añadido	Efecto sobre el nivel estable del antiepiléptico que toma								
	CBZ	ESM	PB	PHT	VPA	FBM	GBP	LTG	VGB
CBZ	–	↓↓	↑	↑↑, ↓↓	↓↓	↓↓	•	↓↓	•
ESM	•	–	•	•	•	?	•	•	•
PB	↓↓	↓↓	–	↑, ↓↓	↓↓	↓↓	•	↓↓	•
PHT	↓↓	↓↓	↑↑	–	↓↓	↓↓	•	↓↓	•
VPA	•^{a}	↑, ↓	↑↑	•^{b}	–	•	•	↑↑	•
FBM	↑^{a}	?	↑↑	↑↑	↑↑	–	?	↓	•
GBP	•	•	•	•	•	↑	–	?	•
LTG	•^{a}?	–	•	•	•	?	?	–	?
VGB	•	•	↓?	↓↓	•	•	•	?	–

Las abreviaturas de la tabla se explican al pie de la tabla 29-2. Una flecha indica cambios ligeros y dos flechas cambios importantes que requieren ajuste de la dosis y monitorización de niveles séricos. *: aumenta la 10,11-epoxi-CBZ; ^{b}: aumenta la PHT libre.

FLOREZ J. Farmacología humana. 3 ed. Barcelona (España): MASSON, S.A.; 1997

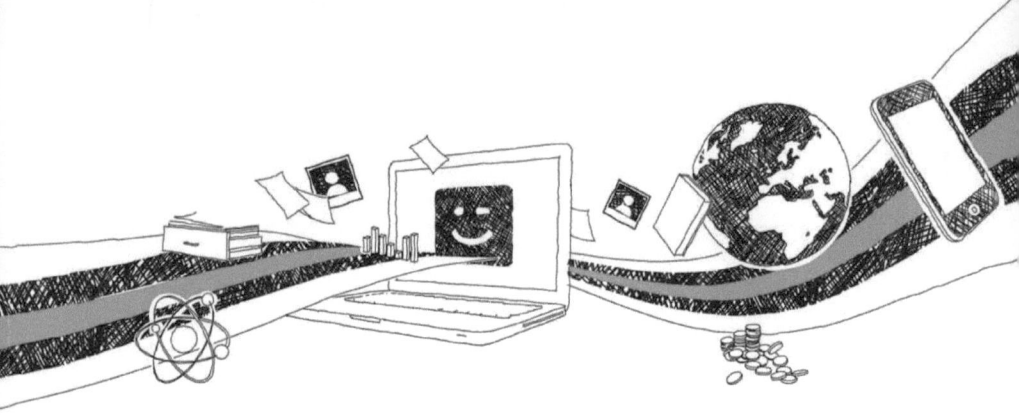
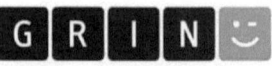